BEI GRIN MACHT SICH IHR WISSEN BEZAHLT

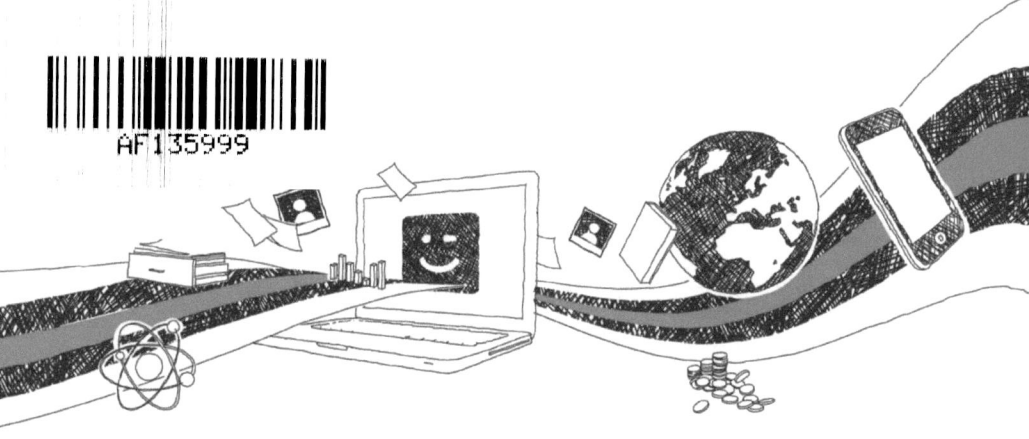

- Wir veröffentlichen Ihre Hausarbeit,
  Bachelor- und Masterarbeit

- Ihr eigenes eBook und Buch -
  weltweit in allen wichtigen Shops

- Verdienen Sie an jedem Verkauf

Jetzt bei www.GRIN.com hochladen
und kostenlos publizieren

GRIN ☺

Der Einfluss von Nahrungsergänzungsmitteln auf die körperliche Leistungsfähigkeit. Für welche Personen sind sie geeignet?

Michael Bachhuber

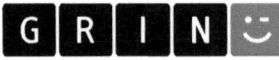

Bibliografische Information der Deutschen Nationalbibliothek:

Die Deutsche Nationalbibliothek verzeichnet diese Publikation in der Deutschen Nationalbibliografie; detaillierte bibliografische Daten sind im Internet über http://dnb.d-nb.de abrufbar.

ISBN: 9783346749628
Dieses Buch ist auch als E-Book erhältlich.

Der Einfluss von Nahrungsergänzungsmitteln auf die körperliche Leistungsfähigkeit

Wissenschaftliche Arbeit im Rahmen der GOP
an der der Technischen Universität München.

Eingereicht von   Michael Bachhuber

Eingereicht am   23.02.2022

Abstract

Theorie

Nahrungsergänzungsmittel (NEM) sollen die Ernährung nur ergänzen. So lässt sich festhalten, dass die Grundlage für die sportliche Leistungsfähigkeit, neben anderen Faktoren, eine ausgewogene Ernährung darstellt. NEM können vor allem für die SportlerInnen sinnvoll sein, die so viele Kalorien verbrauchen, dass sie die benötigten Nährstoffe nicht mehr ausschließlich mit herkömmlicher Nahrung zu sich nehmen können. Mirkonährstoff-Präparate, wie Vitamine oder Spurenelemente, können eine leistungssteigernde Wirkung haben, wenn ein Mangel im Organismus besteht. Bei einem gesunden Athleten, ohne Nährstoffmangel zeigen diese hingegen keine Wirkung. Kreatin und Coffein sind ergogene, also leistungssteigernde Substanzen, die unter bestimmten Voraussetzungen die körperliche Leistungsfähigkeit nachweisbar verbessern.

Methodik

Die Literatur für diese Arbeit setzt sich aus einigen Ergebnissen aus verschiedenen Datenbanken zusammen. Die Datenbank OPAC wurde für die Recherche nach Grundlagenliteratur verwendet. Für die Suche nach spezifischerer Literatur dienten das International journal of sportnutrition an exercise metabolism (IJSNEM), das Sportinformationsportal des Bundesinstituts für Sportwissenschaft (BISp) sowie Google Scholar.

Ergebnisse

Die Ergebnisse, die in der vorliegenden Arbeit verwendet werden, sind tabellarisch dargestellt.
Einen großen Anteil haben die drei systematischen Übersichtsarbeiten von Goldstein et al. (2010), Saller et al. (2008) und Wallimann (2008), welche zahlreiche Studien auswerten.

Diskussion und Fazit

Die Supplementation von Mikronährstoff-Präparaten kann bei vorherrschendem Mangel die Leistung steigern. Ergogenen Substanzen wie Coffein und Kreatin wird dieser Effekt unter bestimmten Voraussetzungen ebenfalls zugeschrieben. Für Normalsportler hingegen reicht eine ausgewogene, zweckmäßige Ernährung aus, um alle nötigen Nährstoffe zu sich zu nehmen. Nahrungsergänzungsmittel können bei einer

Überdosierung gesundheitliche Nebenwirkungen verursachen. Eine Supplementation sollte vorab mit einem Arzt abgesprochen werden.

Inhaltsverzeichnis

Abkürzungsverzeichnis

NEM   Nahrungsergänzungsmittel

1.Einleitung

Der Markt für Nahrungsergänzungsmittel expandiert. Zu diesem Schluss kam eine Statistik des statistischen Bundesamts (Destatis) vom achten Juni 2021. Die Produktion im Jahr 2020 ist um elf Prozent höher als im Vorjahr und so wurden 2020 in Deutschland circa 180200 Tonnen Nahrungsergänzungsmittel (NEM) produziert. Der Produktionswert belief sich auf 1,1 Milliarden Euro, was einen Wertanstieg von fast ein Viertel (+23,4 Prozent) zum Vorjahr darstellt (Destatis, 2021). Eine deutliche Korrelation gibt es zwischen sportlicher Aktivität und dem Konsum von NEM. So ergaben Umfragen, dass, je nach dem Alter der Befragten, der Definition von NEM und der Häufigkeit der Einnahme, 50 bis 85 Prozent der Mitglieder in Sportvereinen oder Fitnessstudios regelmäßig NEM zu sich nehmen (Parr et al., 2017). Hieraus resultiert die Frage, welchen Einfluss NEM auf den menschlichen Körper haben und für welche Personen diese geeignet sind. Die Studienlage dazu ist allerdings konfus und oft uneindeutig mit nicht eindeutiger Evidenz. "Randomisierte, placebokontrollierte Doppelblindstudien werden von den wenigsten Herstellern durchgeführt, da der wissenschaftliche Wirkungsnachweis oft nur geringen Einfluss auf die Verkaufszahlen hat" (Parr et al., 2017, S. 314).

Im Folgenden wird zunächst der Begriff NEM definiert. Danach werden im Theorieteil der Arbeit die Grundlagen der Ernährung im Sport beschrieben und im Anschluss die oben genannte Fragestellung beantwortet. Anschließend folgen Methodik- und Ergebnisteil in denen das Vorgehen zur Literaturrecherche und die Ergebnisse vorgestellt werden. In der darauffolgenden Diskussion werden die wichtigsten Ergebnisse zusammengetragen und in den bisherigen Forschungsstand eingeordnet. Das Fazit fasst schließlich die Kernaussagen zusammen. NEM werden mit der europäischen Richtlinie 2002/46/EG (2002) folgendermaßen definiert: NEM sind Lebensmittel,

> die dazu bestimmt sind, die normale Ernährung zu ergänzen und die aus Einfach- oder Mehrfachkonzentraten von Nährstoffen oder sonstigen Stoffen mit ernährungsspezifischer oder physiologischer Wirkung bestehen und in dosierter Form in den Verkehr gebracht werden, d. h. in Form von z. B. Kapseln, Pastillen, Tabletten, Pillen und anderen ähnlichen Darreichungsformen, Pulverbeuteln, Flüssigampullen, Flaschen mit Tropfeinsätzen und ähnlichen Darreichungsformen von Flüssigkeiten und Pulvern zur Aufnahme in abgemessenen kleinen Mengen.

2.Theorieteil

2.1 Ernährung und Sport

Da NEM die Ernährung nur ergänzen und nicht ersetzen sollen, ist es sinnvoll, zuerst die Grundlagen einer richtigen Ernährung im Sport darzustellen, bevor NEM und deren Wirkung auf den menschlichen Körper beschrieben werden.

Der Begriff einer richtigen Ernährung ist nicht absolut. Das bedeutet, dass die Ernährung nur „in Hinblick auf ein bestimmtes, nach Art und Umfang gekennzeichnetes Training bzw. in Hinblick auf eine bestimmte sportliche Leistung" (Haber, 2018, S. 346) richtig sein kann. Sie muss individuell auf den Sportler und an die jeweilige Sportart angepasst (Wonisch, et al., 2017, S. 316) sein und das Leistungsniveau sowie bestimmte Ziele, wie Gewichtsab- oder Zunahme, berücksichtigen (Haber, 2018).

Grundsätzlich lässt sich sagen, dass Nahrungsmittel aus folgenden Nährstoffen bestehen:

Wasser, Kohlenhydrate, Proteine, Lipide, Elektrolyte (Mengenelemente), Vitamine, Mineralstoffe und Ballaststoffe (Jochum & Namayo, 2013, S. 38). Träger des Energiegehaltes der Nahrung sind dabei die Makronährstoffe Kohlenhydrate, Fette sowie Proteine (Haber, 2018, S. 264). Im weiteren Verlauf werden einige der Bestandteile kurz beschrieben.

2.1.1 Kohlenhydrate und Sport

Kohlenhydrate sind der wichtigste Energielieferant des Körpers (Lamprecht, 2017). Die gespeicherten Kohlenhydratreserven stellen einen „leistungslimitierenden" (Strobel, 2013, S. 289) Faktor bei Ausdauerbelastungen dar. Eine Unterzuckerung, die möglicherweise bei einer unzureichenden Kohlenhydratzufuhr auftritt, kann starke Leistungsbeeinträchtigungen und Konzentrationsschwierigkeiten bewirken und bis zu Bewusstlosigkeit führen. Daher sollte eine wichtige Voraussetzung für sportliche Aktivitäten, sowohl für das Training auch für Wettkämpfe, die ausreichende Füllung der Kohlenhydratspeicher sein. Zur Füllung dieser Speicher und Deckung des Bedarfs an Kohlenhydraten ist die Einnahme von Vollkornprodukten, Naturreis und Kartoffeln sinnvoll. Folglich sollte die Gesamtenergie, die durch die Ernährung aufgenommen wird, zu ca. 55 Prozent, aus Kohlenhydraten bestehen (ebd.).

2.1.2 Fette und Sport

Fett sind die Basis für das normale Funktionieren des Stoffwechsels. Bis zu einer mäßigen körperlichen Belastung wird die Energie in den Muskelzellen vorwiegend durch die Oxidation von Fettsäuren bereitgestellt (Haber, 2018, S. 369). Außerdem sorgen

Fette dafür, dass lipophile, also fettlösliche Vitamine, aufgenommen werden können. Daher ist von einer zu starken fettarmen Ernährung abzuraten. Empfohlen wird eine Aufnahme an Fett, die circa 30 Prozent der Gesamtenergieaufnahme ausmacht (Strobel, 2013, S. 289).

2.1.3 Proteine und Sport

Proteine werden im Gegensatz zu Kohlenhydraten und Fetten in der Regel nicht zur Energiebereitstellung, sondern zum Aufbau von „körpereigenem Eiweiß, z.B. von Muskelprotein oder Stoffwechselenzymen" (Haber, 2018, S. 364) verwendet. Fette und Kohlenhydrate können vom Körper gespeichert werden, Proteine hingegen nicht. Die sich im Organismus befindenden Proteine sind Bestandteile von Gewebsstrukturen oder Stoffwechselsystemen (Lamprecht, 2017, S. 338). Deshalb ist eine adäquate Proteineinnahme empfehlenswert. Das durch die Nahrung aufgenommene Eiweiß sollte verschiedene Aminosäuren, inklusive der acht essenziellen, durch den Körper nicht synthetisierbaren Aminösäuren, enthalten (Haber, 2018, S. 368). Je nach körperlicher Aktivität und Muskelbeanspruchung wird eine Proteinzufuhr von 15 bis 25 Prozent des gesamten Energiebedarfs empfohlen. Um diesen Bedarf zu decken, können Lebensmittel wie zum Beispiel Milchprodukte, Fleisch, Fisch und Hülsenfrüchte herangezogen werden (Strobel, 2013, S. 291).

2.1.4 Vitamine und Sport

Für den Verlauf der Arbeit ist es wichtig zu erwähnen, dass Vitamine und die unten beschriebenen Mineralstoffe auch als Mikronährstoffe bezeichnet werden. Vitamine sind essenzielle Bestandteile der Nahrung und können vom Körper nicht, oder nur unzureichend, selbst produziert werden. Vitamine werden bei vielen biochemischen Reaktionen des Organismus benötigt. Generell kann festgehalten werden, dass für den Normalverbraucher eine ausreichende Versorgung mit Vitaminen durch eine ausgewogene Ernährung gewährleistet werden kann (Lamprecht, 2017, S. 346).

2.1.5 Mineralstoffe und Sport

Bei Mineralstoffen handelt es sich um anorganische Substanzen, die ebenfalls nicht körpereigen synthetisiert werden können. Sie sind für die „Entwicklung des Skeletts und der Zähne, für die Funktion der Muskulatur und aller Zellen" (Lamprecht, 2017, S. 350) obligat. Einige Mineralstoffe sind wichtige Elektrolyte, die elektrische Ladung tragen und neben der Regulierung der Muskel- und Nervenfunktion auch für die Stabilität des Säure-Basen-Haushaltes und des Wasserhaushaltes sorgen (Lewis, 2020). Da der Körper diese Mineralstoffe durch beispielsweise Schweiß verliert, muss dieser Verlust durch die Nahrung ausgeglichen werden. Bei Durchschnittssportlern ist auch hierfür eine ausgewogene Ernährung ausreichend (Lamprecht, 2017, S. 355).

2.2 Einfluss von Nahrungsergänzungsmittel auf die sportliche Leistungsfähigkeit

Nachdem einige Bestandteile der Nahrung kurz beschrieben wurden, werden die verschiedenen NEM und deren Einfluss auf den menschlichen Körper im Folgenden erläutert.

Da eine Vielzahl an NEM auf dem Markt angeboten werden, werden nur ausgewählte Mirkonährstoff-Präparate und ergogene, also leistungsfördernde, Substanzen beschrieben. Kohlenhydrat- und Protein-Konzentrate und Fette als NEM werden in dieser Darstellung nicht berücksichtigt.

2.2.1 Mikronährstoff-Präparate

Wie oben erwähnt, gehören sowohl Vitamine als auch Mineralstoffe zu der Gruppe der Mikronährstoffe. Allgemein kann gesagt werden, dass das, auch hochdosierte, Supplementieren von Vitamin-Präparaten zu keiner direkten Leistungssteigerung führt, falls kein Mangel dieses Stoffes im Organismus vorherrscht. Eine Nahrungsergänzung mit Vitaminen dient also vielmehr dazu, Mangelerscheinungen entgegenzuwirken (Lamprecht, 2017, S. 346). Diese wird für Sportler notwendig, wenn sich „der Bedarf an Energie und Nährstoffen bei den entsprechenden Trainingsumfängen nicht mehr ausschließlich durch eine vollwertige Ernährung decken läßt" (Scheck, 2001, S.16). Hierbei handelt es sich um Athleten, die täglich mehr als 4000 kcal durch sportliche Aktivität verbrennen (ebd.). Lamprecht (2018) spricht sogar von 5000 kcal.

Wenn der Einfluss einzelner Elektrolyte genauer betrachtet wird, lässt sich folgendes feststellen. Die Ergebnisse dazu sind aus einer systematischen Übersichtsarbeit von Reinhard Saller et al. aus dem Jahr 2008 entnommen.

Einfluss von Magnesium

In einer Studie wurde den Probanden künstlich Magnesium entzogen und die Sauerstoffaufnahme, die Herzfrequenz sowie die Ausdauerleistung bei submaximaler Belastung ermittelt. Das Ergebnis zeigte, dass, obgleich die Ausdauer geringer war, die Sauerstoffaufnahme und die Herzfrequenz während des Magnesium-Entzugs gestiegen ist.

In einer weiteren, kleineren Studie supplementierten 30 Fußballspieler ein Magnesium-Zink Präparat. Hierbei wurde eine Verkürzung der Regenerationsphase sowie eine Förderung des Muskelaufbaus wie auch eine Kraftsteigerung im Training festgestellt. Für dieses Ergebnis bedarf es allerdings noch weitere Bestätigung (Saller, et al., 2008). Der Einfluss von Magnesium-Präparaten auf die körperliche Leistungsfähigkeit ist letztlich nicht eindeutig. Solange der Körper über ausreichend Magnesium im Blut verfügt, sollte eine derartige Supplementierung keine Auswirkungen haben. Bei einem Mangel hingegen schon (ebd.). Vor einer Überdosierung warnen sowohl Lamprecht (2017) als auch Scheck (2001). Diese kann zu „Unwohlsein, Übelkeit und Durchfällen" (Lamprecht, 2017, S. 355) führen.

Einfluss von Zink

Saller et al. (2008) berichten von einer Studie, bei denen die Probanden einem künstlichen Zink-Entzug ausgesetzt sind. Hierbei wurden an verschiedenen Muskeln der Schultern und Knien die maximale und totale Muskelleistung erfasst. Als Resultat stellte sich eine deutliche Reduktion der totalen Muskelleistung heraus. Der Zinkmangel hatte allerdings keinen Einfluss auf die maximale Muskelleistung. Während intensiven Trainingsperioden nahm die Ausscheidung von Zink im Harn und die Zinkkonzentration im Blutplasma zu. Die Zinkkonzentration in den Zellen nimmt ab. Diese Abnahme in den Zellen ist unter anderem für den Leistungsverlust verantwortlich. Auch für Zink kann abschließend keinen klaren Einfluss auf die Leistungsfähigkeit feststellen werden. Bei Zinkmangel kann es jedoch zu einer signifikanten Steigerung kommen (Saller , et al., 2008).

Einfluss von Eisen

Unter einem Eisen-Mangel leiden besonders Läufer. „Beim Laufen werden in den Blutkapillargefäßen der Füße verstärkt rote Blutkörperchen zerstört, wodurch sich die Eisenausscheidung in Schweiß und Urin erhöhen" (Scheck, 2001, S.13). Durch einen solchen Mangel wird weniger Blut gebildet, was wiederum zu einem verminderten Sauerstofftransport führt. Folglich wird die Leistung beeinträchtigt (ebd.). Eine Studie berichtet von 37 Athletinnen, die acht Wochen lang täglich entweder 135mg Eisen oder ein Placebo verabreicht bekamen. Im Anschluss wurde die körperliche Leistung auf einer 15 Kilometer langen Teststrecke gemessen. Die Athletinnen, die Eisen zu sich nahmen, hatten am Ende der Behandlungszeit einen niedrigeren Energieverbrauch sowie eine geringere Laktatausschüttung und verbrauchten weniger Sauerstoff (Saller, et al., 2008). Wenn ein Eisenmangel vorliegt, ist eine Supplementierung durchaus sinnvoll. Eine generelle Aussage, dass die Nahrungsergänzung durch Eisen zu einer Leistungssteigerung führt, kann aber nicht getroffen werden (ebd.). Es gibt zahlreiche Studien, die vor einer Überdosierung von Eisen warnen. Überflüssiges Eisen wird vorwiegend in der Leber eingelagert und hat einen entscheidenden Anteil am Radikalstoffwechsel. Aus biochemischen Reaktionen, bei denen Eisen eine zentrale Rolle übernimmt, können Leberschädigungen folgen (Lamprecht, 2017, S. 355).

2.2.2 Ergogene Substanzen

Einfluss von Kreatin

Da es sich bei Kreatin um eines der am besten erforschte Supplement handelt und dessen leistungssteigende Wirkung zahlreiche Male nachgewiesen wurde, (Marshall & Giessing, 2020) liegt im Folgenden der Fokus auf diesem Supplement. Um die Wirkung von Kreatin verstehen zu können, ist es sinvoll die physiologische Funktion des Enzyms Kreatin-Kinase, das Kreatin in der Zelle umsetzt, zu verstehen. Da diese Ausführung den Umfang der Arbeit übertrifft, kann dies in der Übersichtsarbeit von Theo Wallimann aus dem Jahr 2008 nachgelesen werden. Aus dieser Arbeit sind auch die folgenden Ergebnisse, welche die verschiedenen Effekte Kreatins auf die Leistungsfähigkeit darstellen, entnommen. Die bis 2008 erschienenen 350 Publikationen zur Kreatin Supplementation schreiben Kreatin, neben der Verbesserung der körperlichen Leistungsfähigkeit, wie beispielsweise der Muskelbildung, Kraftsteigerung und Regenerationszeiten, auch eine Steigerung der psychischen Leistungsfähigkeit, darunter Kognition, Lernen und Gedächtnis, zu (Wallimann, 2008).

Kreatin fördert die Muskelbildung folgendermaßen. Für die Differenzierung der Muskelfasern und die Synthese der Muskelproteine benötigt der Organismus viel Energie. Durch die Nahrung ergänztes Kreatin unterstützt diese Vorgänge und führt zu einer Vergrößerung der Vorläuferzellen der Skelettmuskulatur und stimuliert die Synthese von Muskelproteinen. Außerdem hilft Kreatin bei muskelspezifischen Vorgängen, die die richtigen Mengen an Proteinen zum richtigen Zeitpunkt produzieren. Diese Vorgänge sind für den Aufbau von Muskelmasse nötig. Des Weiteren erhöht Kreatin bei Athleten die Produktion von Wachstumsfaktoren in den Stammzellen, die für den Muskelaufbau essenziell sind, und beschleunigt die Muskeldifferenzierung über die Aktivierung von intrazellulären Signalwegen. Das stimulierte Muskelwachstum führt damit zum gleichzeitigen Anstieg der Muskelkraft.

Kreatin erhöht Schnellkraft, fördert Ausdauer und begünstigt die Regeneration. Das Supplementieren von Kreatin steigert die Konzentration von intramuskulärem Kreatin und verbessert dadurch den Energiestatus. Dies führt dazu, dass die Muskelzellen länger und effizienter arbeiten können. Durch die Vergrößerung des Muskelfaserquerschnitts aller Fasertypen und die „bessere Aufladung der ‚Muskelbatterien'" (Wallimann, 2008, S. 32) verhilft Kreatin zu einer Steigerung der Muskelschnellkraft. Außerdem führt dieser Effekt auch zu einer verkürzten Reaktionszeit und zu einer gesteigerten Maximalkraftleistung.

J. David Branch kam 2003 zu dem Ergebnis, dass Kreatin keine leistungssteigernden Effekte für Läufer und Schwimmer hat. Wallimann berichtet von neueren, zum Teil indirekten Wirkungen des Kreatins für Ausdauersportler. So sollen durch die Kreatin-Supplementierung „die Blutparameter für Muskelentzündungen und Muskelkater nach

Ausdauerleistung signifikant erniedrigt" (Wallimann, 2008, S. 33) werden. Das Zusammenspiel von Kreatin und dem Serotonin- und Dopamin-System hebt die Schwelle der Wahrnehmungsgrenze für körperliche Erschöpfung an. Die Konzentration von Karnosin, eine körpereigene Verbindung von Aminosäuren, in dem Muskelzellen, welche die Muskeln langsamer ermüden lässt, wird durch eine externe Kreatin-Zufuhr erhöht. Außerdem aktiviert Kreatin die „Rekrutierung und Differenzierung" (Wallimann, 2008, S. 33) von bestimmten Muskelzellen, die für die Reparatur von Muskelschäden, welche bei intensiven sportlichen Belastungen entstehen, zuständig sind. All diese Effekte können eine Rolle für die Leistungsfähigkeit von Ausdauersportlern spielen. Wallimann (2008) schreibt von einem positiven Einfluss der Kreatin-Supplementation auf die Herzleistung, Knochen, Gehirn, Nerven und die mentale Leistungsfähigkeit. Darauf soll in dieser Arbeit aber nicht genauer eingegangen werden. Ein kleiner Anteil der Athleten sind bei der externen Zufuhr von Kreatin sogenannte „Non-Responder". Bei ihnen scheint Kreatin weniger wirkungsvoll zu sein (ebd.).

Einfluss von Koffein

Vorab ist bei Koffein-Konsum zu erwähnen, dass dieser auch gesundheitliche Risiken nach sich tragen kann, auf diese in der Arbeit aber nicht eingegangen wird. Die Studienlage zur Koffein-Supplementation ist umfangreich. Eine Übersichtsarbeit von Goldstein et al. (2010) beschreibt einige Effekte von Koffein auf die körperliche Leistungsfähigkeit, welche im Folgenden zusammengefasst werden. Demnach hat Koffein nachweislich eine ergogene Wirkung auf sportliche Leistungen. Diese ist allerdings vom Athleten, sowie der Intensität, Dauer und Art der sportlichen Leistung abhängig. Außerdem muss berücksichtigt, wie Koffein eingenommen wird. So ist es wirksamer, wenn es als Tablette statt im Kaffee konsumiert wird. Der leistungssteigernde Effekt tritt bei dem Großteil der Studien etwa 60 Minuten nach der Einnahme ein. Es gibt aber auch Studien, die zeigen, dass Koffein ebenso die Leistung verbessert, wenn es 15 bis 30 Minuten vor der Belastung eingenommen wird. Koffein steigert die Leistung, wenn es in niedrigen bis mittleren Dosen (3 bis 6 mg/kg) konsumiert wird. Bei höherer Dosierung gibt es keinen weiteren Nutzen. Es verbessert die maximale Ausdauerleistung und ist vorteilhaft für hochintensives Training über einen längeren Zeitraum, einschließlich Mannschaftssportarten, wie Fußball, Hockey oder Rudern. Diese Verbesserung ist aber auf gut ausdauertrainierte Athleten limitiert. Es herrscht kein Konsens über den Effekt von Koffein bei Krafttraining. Es ist nicht klar, ob die Diskrepanzen in den Ergebnissen auf die Unterschiede der Trainingsprotokolle, dem Trainings- oder Fitnesszustand der Probanden oder anderen Unterschieden zurückzuführen sind (Goldstein, et al., 2010). Diese Ergebnisse wurden durch eine weitere Übersichtsarbeit von Guest et al. 2021 bestätigt. Darüber hinaus wurde festgestellt, dass Studien, die individuelle Teilnehmerdaten präsentieren, häufig von erheblichen Unterschieden bei der Reaktion auf die Einnahme von Koffein berichten. Diese Unterschiede können mit der gewohnheitsmäßigen Koffeinaufnahme, genetischen Variationen und eingenommenen Nahrungsergänzungsmitteln zusammenhängen. Forscher von der Dublin City University (2017) fanden in einer randomisierten kontrollierten Studie heraus, dass ein regelmäßiger Koffeinkonsum Sportler desensibilisiert, so dass sie nicht mehr auf die ergogene Wirkung des Koffeins reagieren. Zu diesem Ergebnis kommt ihre Studie, bei der 18 Männer einer Sportmannschaft zehn 40 Meter Sprints absolvieren mussten. Vor jedem der Sprints bekamen die Probanden entweder einen koffeinfreien oder einen koffeinhaltigen Kaugummi. Letzterer enthielt den koffeingehalt von zwei Tassen starkem Kaffee. Dabei stellte sich heraus, dass Koffein bei den Probanden, die im Alltag regelmäßig Koffein konsumieren, die Leistung nicht mehr verbesserte. Die männlichen Probanden, die jeden Tag drei oder mehr Tassen Kaffee konsumierten, schnitten sogar mit jedem Sprint schlechter ab, auch dann, wenn sie davor einen koffeinhaltigen Kaugummi bekamen.

3. Methodik

Im Folgenden soll das Vorgehen der Literaturrecherche beschrieben werden. Hierbei werden die Datenbanken, bei der Literaturrecherche für diese Arbeit verwendet wurden, vorgestellt. Für den Theorieteil zur Ernährung im Sport, der die Grundlage für die Ausführungen zu den NEM bildet, wurden in OPAC mit dem Such-Term: „Ernährung und Sport" erste allgemeine Arbeiten zu diesem Thema gefunden. Weitere Literatur konnte durch Literaturverweise aus den ersten Büchern entdeckt werden. Um den Einfluss von NEM auf die körperliche Leistungsfähigkeit auszuführen, wurde erneut für erste Arbeiten OPAC mit dem Such-Term: „Einfluss von Nahrungsergänzung* ODER Substitution UND Sport* Leistung*" herangezogen. Dadurch konnte sich ein Überblick über die verschiedenen Arten von NEM geschaffen werden und anschließend über das Sportinformationsportal des Bundesinstituts für Sportwissenschaft (BISp) gezielt nach dem Einfluss von einzelnen Supplementen gesucht werden. Eine andere Datenbank mit Hilfe dieser nach englischsprachigen Studien für den Einfluss von NEM recherchiert wurde, ist die des „International journal of sportnutrition an exercise metabolism (IJSNEM)". Für einzelne Studien und Themenpunkte wurde die Suchmaschine Google Scholar verwendet.

4. Ergebnisse

Die gesamte Literatur, die für die Arbeit verwendet wurde, wird nun tabellarisch dargestellt.

Datenbank:	Autor und Erscheinungsjahr:	Titel:
OPAC	- Parr, P. K., Schmidtsdorff, S. & Kollmeier (2017)	Nahrungsergänzungsmittel im Sport – Sinn, Unsinn oder Gefahr?
	- Haber, P (2018)	-Leitfaden zur medizinischen Trainingsberatung
	- Lamprecht , M. (2017)	- Makronährstoffe - Mikronährstoffe
	- Wonisch , M., et al. (2017)	-Kompendium der Sportmedizin
	- Scheck, A (2001)	-Nahrungsergänzungsmittel im Leistungssport : Notwendigkeit oder Marketingstrategie?
BISp	- Marshall, R., & Giessing , J. (2020)	-Kreatin
	- Saller , R., et al. (2008)	-Bedeutung von Sport und Ernährung für die körperliche Leistungsfähigkeit und Gesundheit – Ein systematischer Review
	- Strobel, G. (2013)	- Ernährung und (Leistungs)sport
	- Jochum , F., & Namayo, A. (2013)	- Ernährungsmedizin Pädiatrie
	-Wallimann, T. (2008)	- Kreatin – warum, wann und für wen
IJSNEM	- Branch, J. (2003)	-Effect of creatine supplementation on body composition and performance: a meta-analysis

	-Evans , M. (2018)	- Acute Ingestion of Caffeinated Chewing Gum Improves Repeated Sprint Performance of Team Sport Athletes With Low Habitual Caffeine Consumption
	- Goldstein, E. R., et al. (2010)	-International society of sports nutrition position stand: caffeine and performance
	- Guest, N. S. (2021)	-International society of sports nutrition position stand: caffeine and exercise performance
Google Scholar	- Destatis (2021)	-Nahrungsergänzungsmittel boomen
	- Lewis, J. (2020)	-Elektrolyte im Überblick

5. Diskussion

Grundsätzlich lässt sich sagen, dass NEM die Ernährung nur ergänzen. Es ist wichtig zu verstehen, dass die Grundlage für die sportliche Leistungsfähigkeit eine ausgewogene und zweckmäßige Ernährung sein sollte, bevor der leistungssteigernden Effekten von NEM in Betracht gezogen wird (Haber, 2018, S. 346). Entscheidend dafür ist die adäquate Zusammensetzung der zwei Nahrungsbestandteile Makro und Mikronährstoffe. Der Normalsportler kann problemlos durch eine ausgewogene Ernährung den Großteil des Bedarfs an Vitaminen und Spurenelementen mit der Nahrung decken.

SportlerInnen, die sehr intensiv Sport betreiben benötigen mehr Nährstoffe. Da es sein kann, dass solche Nahrungsmengen nicht aufgenommen werden können, kann in diesem Fall eine Supplementation sinnvoll sein (Saller , et al., 2008).

Mirkonährstoff-Präparate, also NEM die z.B. Magnesium, Zink oder Eisen beinhalten, sind nach derzeitigem Forschungsstand ausschließlich dann leistungssteigernd, wenn zuvor ein Mangel dieses Stoffes im Organismus vorherrschte. Ohne einen Mangel sind diese für viele biochemische Reaktionen und weitere lebenswichtige Vorgänge, essenziell. Bei einer zusätzlichen Einnahme führen diese aber zu keiner direkten messbaren Steigerung der körperlichen Leistungsfähigkeit (Saller , et al., 2008). Anders verhält es sich bei den ergogenen, leistungssteigernden NEM, zu diesen zählen Kreatin und Coffein. Kreatin ist eine natürlich vorkommende Substanz, die eine Vielzahl an Funktionen im menschlichen Organismus übernimmt. Durch die Einnahme von täglich drei bis fünf Gramm Kreatin kann Muskelbildung, Muskelkraft, Regeneration und auch die psychische Leistungsfähigkeit nachweislich verbessert werden. Bei der Einnahme von Kreatin besteht zu Beginn eine Ladephase, bei der über einen bestimmten Zeitraum bis zu 20 Gramm Kreatin supplementiert werden soll. Von dieser Ladephase raten neuere Erkenntnisse ab. Auch ohne diese Ladephasen kommt das eingenommene Kreatin in den Muskelzellen an. Nebenwirkungen, beispielsweise Magen-Darm-Beschwerden treten nur bei sehr hohen Dosen auf (Marshall & Giessing , 2020). Auch Koffein hat eine ergogenen Wirkung. Dieser Effekt ist vom Athleten sowie der Art und Dauer der sportlichen Leistung abhängig. Gleichermaßen spielt die Art der Einnahme eine Rolle. So ist Koffein wirksamer, wenn es in Form von Tabletten zu sich genommen wird. Koffein verbessert maximale Ausdauerleistungen und ist bei hochintensiven Belastungen vorteilhaft. In der Forschung ist besteht aktuell über den Effekt von Koffein bei Krafttraining keine Einigkeit, weshalb dazu keine eindeutige Aussage getätigt werden kann. (Goldstein, et al., 2010).

6. Fazit

Für gesunde, normale Athleten stellen NEM keine Notwendigkeit dar, da alle wichtigen Nährstoffe durch die Nahrung gedeckt werden können. Für Sportler, die mehr als 4000 kcal täglich verbrauchen, können NEM sinnvoll sein. Dies ist darauf zurückzuführen, dass die Mengen an Nahrung, die zu sich genommen werden muss, um keinen Mangel zu erleiden, auf natürlichem Wege kaum eingenommen werden können. Bei Mangelerscheinungen können Mikronährstoff-Präparate zu einer körperlichen Leistungssteigerung verhelfen, die bei bei Menschen ohne Mangel ausbleibt. Lediglich ergogene NEM, wie Kreatin und Coffein können die körperliche Leistung, auch ohne Mängel, nachweislich fördern.

Literaturverzeichnis

Branch, J. (Juni 2003). Effect of creatine supplementation on body composition and performance: a meta-analysis. *International journal of sportnutrition an exercise metabolism*, S. 198-226 .

Destatis, S. B. (8. Juni 2021). Nahrungsergänzungsmittel boomen. Wiesbaden, Deutschland.

Evans , M., Tierney, P., Gray, N., Have, G., Macken, M., & Egan, B. (Mai 2018). Acute Ingestion of Caffeinated Chewing Gum Improves Repeated Sprint Performance of Team Sport Athletes With Low Habitual Caffeine Consumption. *International journal of sport nutrition and exercise metabolism*, S. 221-227.

Goldstein, E. R., Ziegenfuss, T., Kalman, D., Kreider, R., Campbell, B., Wilborn, C., & Taylor, L. (2010). International society of sports nutrition position stand: caffeine and performance. *Journal of the International Society of Sports Nutrition 2010, 7:5*, S. 1-15.

Guest, N. S., VanDusseldorp, T., Nelson, M., Grgic, J., Schoenfeld, B., Jenkins, N., . . . Antonio, J. (2021). International society of sports nutrition position stand: caffeine and exercise performance. *Journal of the International Society of Sports Nutrition (2021) 18:1*, S. 1-37.

Haber, P. (2018). *Leitfaden zur medizinischen Trainingsberatung* . Heidelberg: Springer-Verlag GmbH Deutschland.

Jochum , F., & Namayo, A. (2013). Ernährung und (Leistungs)sport. In F. Jochum, *Ernährungsmedizin Pädiatrie* (S. 38-52). Heidelberg: Springer-Verlag Berlin Heidelberg.

Lamprecht , M. (2017). Mikronährstoffe. In M. Wonisch, P. Hofmann, H. Förster, H. Hörtnagl, E. Ledl-Kurkowski, & R. Pokan, *Kompendium der Sportmedizin* (S. 346-356). Wien: Springer-Verlag GmbH Austria.

Lamprecht, M. (2017). Makronährstoffe. In M. Wonisch , P. Hofmann, H. Föster, H. Hörtnagl , E. Ledl-Kurkowski, & R. Pokan, *Kompendium der Sportmedizin* (S. 322-328). Wien: Springer-Verlag GmbH Austria .

Lewis, J. (April 2020). *Elektrolyte im Überblick.* Von MSD Manual : https://www.msdmanuals.com/de-de/heim/hormon-und-stoffwechselerkrankungen/elektrolythaushalt/elektrolyte-im-überblick abgerufen

Marshall, R., & Giessing , J. (Januar 2020). *Sportaeztezeitung* . Von https://sportaerztezeitung.com/rubriken/ernaehrung/1511/kreatin/ abgerufen

Parr, P. K., Schmidtsdorff, S., & Kollmeier, A. S. (3 2017). Nahrungsergänzungsmittel im Sport – Sinn, Unsinn oder Gefahr? *Bundesgesundheitsblatt - Gesundheitsforschung - Gesundheitsschutz*, S. 314–322.

Richtlinie, 2002/46/EG des Europäischen Parlaments und des Rates (10.06.2002) https://eur-lex.europa.eu/legal-cont ent/DE/TXT/PDF/?uri=CELEX:32002L0046&from=DE

Saller , R., Suter, P., Römer-Lüthi, C., Mannhart, C., Brignoli, R., & Meier, R. (Januar 2008). Bedeutung von Sport und Ernährung für die körperliche Leistungsfähigkeit und Gesundheit – Ein systematischer Review. *Schweizerische Zeitschrift für Ganzheitsmedizin / Swiss Journal of Integrative Medicine 20(2)*, S. 99-111.

Scheck, A. (5. Mai 2001). Nahrungsergänzungsmittel im Leistungssport : Notwendigkeit oder Marketingstrategie? *Leistungssport* , S. 10-16.

Strobel, G. (2013). Ernährung und (Leistungs)sport. In F. Jochum , *Ernährungsmedizin Pädiatrie* (S. 287-293). Heidelberg: Springer-Verlag Berlin Heidelberg.

Wallimann, T. (24. November 2008). Kreatin – warum, wann und für wen. *Schweizer Zeitschrift für Ernährungsmedizin* , S. 29-39.

Wonisch , M., Hofmann, P., Förster, H., Hörtnagl, H., Ledl-Kurkowski , E., & Pokan, R. (2017). *Kompendium der Sportmedizin.* Wien: Springer-Verlag Gmbh Austria.

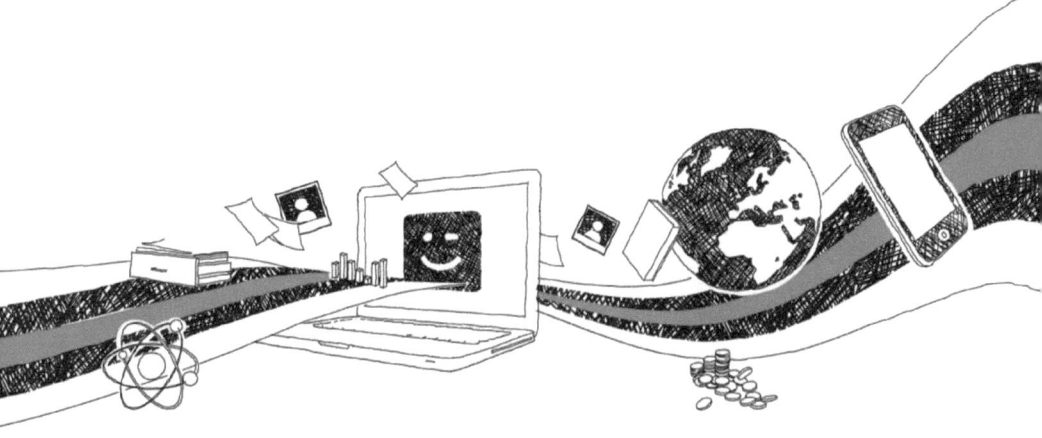
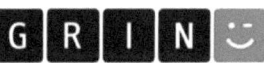